AF252509

T. 40
c 12.

DU BAPTÊME

CONSIDÉRÉ DANS SES RAPPORTS

AVEC L'ÉTAT CIVIL ET L'HYGIÈNE PUBLIQUE.

ÉTUDE POUR SERVIR A L'HISTOIRE DE L'ÉTAT CIVIL.

Mémoire lu à l'Académie des sciences morales et politiques,
le 18 août 1849,

PAR

J.-N. LOIR,

DOCTEUR EN MÉDECINE DE LA FACULTÉ DE PARIS.
MEMBRE DE LA SOCIÉTÉ DE CHIRURGIE, ETC.

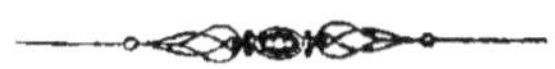

PARIS.

JOUBERT, LIBRAIRE-ÉDITEUR,

RUE DES GRÈS, 14, PRÈS DE LA SORBONNE.

—

1849.

Extrait de la *Revue de Droit français et étranger*,
publiée à Paris par MM. FOELIX, DUVERGIER, VALETTE, LAFERRIÈRE. BONNIER
et BERGSON, tome VI, 1849,
éditée par JOUBERT, libraire de la Cour de cassation.

PARIS. — IMPRIMÉ PAR E. THUNOT ET Cⁱᵉ,
RUE RACINE, 26, PRÈS DE L'ODÉON.

DU BAPTÊME

CONSIDÉRÉ DANS SES RAPPORTS

AVEC L'ÉTAT CIVIL ET L'HYGIÈNE PUBLIQUE.

ÉTUDE POUR SERVIR A L'HISTOIRE DE L'ÉTAT CIVIL.

Mémoire lu à l'Académie des sciences morales et politiques le 10 août 1849.

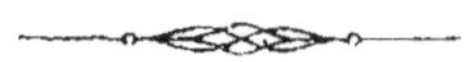

Les recherches que je viens soumettre à l'Académie ont rapport au projet de réforme dont j'ai eu l'honneur de l'entretenir [1].
Les propositions les plus utiles, les plus urgentes, ont souvent
rencontré les plus grands obstacles avant d'être adoptées. On
trouve dans l'histoire de l'état civil qu'il en fut ainsi de l'ordonnance de François Ier, rendue en 1539, et qu'il s'est écoulé un
intervalle de cent vingt-huit ans avant que les principales dispositions de cette ordonnance, à juste titre si célèbre, n'aient reçu
une application générale.

L'importance [2] de la réforme que comporte l'application ac-

---

[1] Séance du 19 juillet 1845.

[2] Il suffit, pour prouver l'importance de ce projet de réforme, de citer quelques passages du cours d'hygiène professé à la Faculté de médecine de Paris par
M. le professeur Hippolyte Royer-Collard (année 1848, 6e leçon).

« Ces observations, dit ce professeur, je vais les emprunter à un excellent tra-
» vail, digne de toute l'attention des savants, des économistes et des hommes
» d'État, qui a été récemment publié par M. le docteur Loir. »

Et plus bas :

« On ne saurait trop approuver les vues de M. le docteur Loir, ni les recom-

tuelle de l'article 55 du Code civil, relatif à la présentation du nouveau-né à la mairie dans les trois premiers jours de la vie, m'impose l'obligation d'en poursuivre avec persévérance la réalisation ; et je crois, avec d'autant plus de raison, devoir persister dans mon entreprise, que ce projet de réforme, généralement accueilli, a déjà reçu plus d'une application heureuse, soit en France, soit à l'étranger [1].

En 1845, à l'occasion de mon mémoire ayant pour titre : *Du service des actes de naissance en France et à l'étranger, nécessité d'améliorer ce service*, M. Berriat-Saint-Prix, qui siégeait alors parmi les membres de cette académie, exprima le désir qu'on portât son attention *sur l'influence que le transport prématuré des enfants à l'église, et l'administration du baptême dès les premiers jours de la vie pouvaient avoir sur la mortalité des nouveau-nés.* Cette question devait nécessairement faire le sujet d'une étude particulière ; c'est le résultat de cette étude que je viens aujourd'hui soumettre au jugement de l'Académie.

Si l'exposition du nouveau-né à l'intempérie de l'air extérieur avant les huit premiers jours de la vie, tel que cela a lieu dans le transport à la mairie pour la présentation, dans l'envoi prématuré en nourrice, est une des causes de la mortalité excessive de zéro d'âge à un mois, le transport à l'église au milieu des mêmes circonstances pour l'administration du baptême devrait aussi avoir sa part d'influence. Quelle est cette part d'influence ? tel est le but principal de ce travail.

Dans un mémoire précédent [2], la rigueur en quelque sorte inhumaine avec laquelle est appliquée la loi civile, a été mise en opposition avec la tolérance toute maternelle de la loi reli-

» mander avec trop d'insistance à la sollicitude des dépositaires de l'autorité pu-
» blique. Les élus du peuple, ceux qui ont, au nom du peuple, attaqué si long-
» temps et si vivement leurs prédécesseurs, ne nous blâmeront pas certainement
» si nous leur rappelons ce que doivent aux pauvres enfants du peuple des gou-
» vernants inspirés par le patriotisme et l'humanité. Vous trouverez juste, mes-
» sieurs, que nous élevions la voix en faveur de ces malheureux, et vous verrez
» bien plus encore que l'hygiène ne peut faire un pas sans constater et déplorer
» sans cesse leur abandon et leurs souffrances. » (Cours d'hygiène, 1848, 6ᵉ leçon, extrait de la *Gazette médicale*.)

[1] L'examen des applications déjà faites fera l'objet d'un travail particulier.

[2] Mémoire lu à la séance du 17 octobre 1846.

gieuse, et l'on a vu que les obligations à remplir pour la cérémonie du baptême, dans les grandes villes surtout, donnaient lieu à moins d'inconvénients que le transport à la mairie [1].

D'un autre côté, il importe beaucoup de bien faire comprendre dès à présent les différences qui existent entre la loi civile et la loi religieuse. A cette occasion le rapprochement suivant doit trouver place ici : *Dans l'ordre civil la loi ordonne rigoureusement que la constatation de la naissance et du sexe ait lieu dans les trois premiers jours, mais elle autorise la présentation tout aussi bien au domicile de l'enfant qu'à la mairie. Dans l'ordre religieux au contraire la loi de l'église ordonne rigoureusement que le baptême ait lieu à l'église, hors les cas d'urgence ou de maladie, pour lesquels seulement elle autorise le baptême à domicile ou l'ondoiement*, MAIS LE TRANSPORT A L'ÉGLISE N'EST POINT EXIGÉ AVANT LE HUITIÈME JOUR DE LA VIE. Or, à cette époque, le laps de temps strictement nécessaire pour mettre les enfants à l'abri des accidents auxquels ils sont si sujets pendant les premiers jours de la vie, est révolu, et le transport à l'église a lieu avec beaucoup plus de sécurité ; ce qui doit exercer sur la mortalité du premier mois une influence bien moins sensible que le transport prématuré à la mairie.

Il est facile de démontrer que le baptême après le huitième jour est selon l'esprit de l'Église, et que, s'il existe de nos jours quelques mesures rigoureuses pour l'administration de ce sacre-

---

[1] Parmi les raisons que l'on peut faire valoir à ce sujet, il est utile de rappeler le passage suivant de ce mémoire : « Il est un fait que personne ne peut contester. En général, la distance pour se rendre à l'église est moins grande que celle qu'il faut parcourir pour aller à la municipalité. Dans les villes, les églises sont nombreuses et se trouvent bien plus à la proximité des familles que les mairies. Ainsi, à Paris, on compte trente-neuf églises catholiques, plusieurs temples protestants, et seulement douze mairies. Dans le 1ᵉʳ arrondissement, il y a pour une mairie cinq églises : Saint-Pierre de Chaillot, Saint-Philippe du Roule, Saint-Louis-d'Antin, la Madeleine, Saint-Roch, qui dessert à la fois le 1ᵉʳ et le 2ᵉ arrondissement, une église affectée au culte russe, plusieurs temples protestants. Il en est de même dans les villes de province un peu considérables ; en général elles n'ont qu'une seule mairie et plusieurs églises. »

L'on peut aussi, dès à présent, avancer cette autre observation : c'est qu'il suffit de jeter un coup d'œil sur les registres de baptême pour se convaincre qu'un grand nombre des enfants qu'on présente à ce sacrement ont dépassé la première semaine, et sont d'un âge qui les rend bien moins exposés aux maladies qu'on observe principalement dans les premiers jours de la vie.

ment , ces mesures sont la conséquence évidente du mode vicieux de la présentation dans notre ordre civil actuel, et cesseraient facilement avec lui [1].

Pour arriver à une appréciation exacte il faut étudier à ce point de vue l'institution du baptême en elle-même, en tenant compte autant que possible des influences de temps, de lieux, de mœurs qu'elle a subies.

Dans ce but il va être successivement question dans ce mémoire :

1° De l'esprit du catholicisme en ce qui concerne le baptême;

2° Des modifications introduites dans l'administration du baptême depuis son origine jusqu'à nos jours ;

3° De l'application à faire de ces recherches [2].

---

§ 1er. — De l'esprit du catholicisme en ce qui concerne le baptême.

Ce n'est point dans les institutions de Lycurgue ni de la Grèce antique, mais bien dans les coutumes du peuple juif et dans les livres de Moïse que la religion catholique a puisé les éléments de ses propres institutions. Les coutumes de Lacédémone relatives aux nouveau-nés consistaient à sacrifier dès la naissance la partie de la population faible et chétive, afin de n'en conserver que la

---

[1] Le transport de l'enfant à la mairie, dans les trois premiers jours, détermine le plus souvent et le transport à l'église pour l'administration du baptême, et le départ en nourrice avant l'expiration des huit premiers jours.

[2] Les considérations qui sont essentiellement du domaine médical ont été écartées de ce travail; elles font le sujet d'un long mémoire communiqué à l'Académie de médecine dans sa séance du 2 mai 1848, et dont le rapport a été retardé jusqu'à présent par l'état déplorable de la santé de M. le professeur Royer-Collard, rapporteur de la commission nommée à cet effet. On peut, du reste, juger de l'opinion de ce professeur sur les travaux de M. Loir par le compte rendu de son cours d'hygiène à la Faculté de médecine (année 1848, 6e leçon). Des autres membres de la commission, M. Guersent est mort, M. Baudelocque a quitté Paris pour cause de maladie. L'Académie, dans sa séance du 26 juin dernier, a désigné une nouvelle commission composée de MM. Royer-Collard, Villermé et Orfila , rapporteur.

portion forte et robuste. On prononçait sur le sort du nouveau-né, en le livrant à une mort immédiate s'il paraissait trop faible pour devenir un citoyen utile. Malgré les théories de quelques philosophes modernes, et même malgré l'autorité de Platon, les institutions de Lycurgue n'ont guère reçu d'application ; elles sont promptement tombées en désuétude ; elles étaient trop contraires aux principes de la famille, et trop en opposition avec les lois de la nature, pour qu'il en fût autrement.

Les lois du peuple juif, de même que les coutumes de la religion catholique, ont eu pour base des principes entièrement opposés à ceux de la Grèce. Embrassant avec sagesse tous les détails de l'économie sociale, toujours en harmonie avec les lois de la nature, les institutions de Moïse ont eu accès partout, comme étant l'expression d'une civilisation plus avancée : elles doivent, à plus juste titre, exciter l'enthousiasme que quelques personnes ont eu exclusivement pour les institutions de la Grèce.

Le baptême, chez les catholiques, fut ce que la circoncision avait été chez les juifs. Il fut d'abord un acte religieux, symbole d'une croyance religieuse, mais il devint, comme la circoncision, un acte civil servant au classement des personnes, et l'on peut dire à la constatation des naissances. La circoncision ne pouvait fournir que des éléments incomplets d'état civil : elle ne comprenait que les individus du sexe masculin ; le baptême, au contraire, constitua pour les catholiques un élément d'état civil bien plus complet, puisque tous les individus, sans distinction de sexe, étaient appelés à être régénérés par ce sacrement.

Dans les premiers temps de l'église catholique, on n'administra pas le baptême dès la première enfance. Les apôtres ne baptisaient guère de très-jeunes enfants que lorsqu'ils étaient appelés pour des familles entières ; alors, par exception, ils croyaient pouvoir conférer le baptême à des nouveau-nés. Aussi Tertullien et d'autres anciens pères ont-ils cherché à persuader que baptiser les enfants avant qu'ils eussent atteint l'âge de la raison, c'était les exposer à violer les engagements de leur baptême, et qu'il était plus prudent de ne baptiser que les adultes.

Le Christ avait dit : *Si vous n'êtes régénéré par l'eau du baptême et par le Saint-Esprit, vous n'entrerez jamais dans le royaume du ciel*[1]. D'après la tradition, l'Église a pensé que ces paroles de Jésus-Christ devaient s'appliquer à tous les âges, y compris même la première enfance ; qu'il fallait absolument être régénéré par le baptême pour être sauvé. D'où vient que, au début du christianisme, on n'administrait le baptême presque exclusivement qu'aux adultes, et par exception seulement aux jeunes enfants. Cette dissidence entre les premières époques de l'Église et les époques subséquentes n'est qu'apparente ; on en trouve l'explication dans le mode de propagation du christianisme, qui ne pouvait s'opérer que par conversion. C'était aux adultes seuls que la conversion pouvait s'adresser, et c'était aux familles converties que devait nécessairement s'appliquer l'administration du baptême dès la première enfance. Il en est de même de nos jours, le baptême s'administre aux adultes s'il y a conversion ; il s'administre dès la première enfance pour les familles élevées dans le christianisme. Et comme dans nos contrées la plupart des familles sont catholiques, le baptême des nouveau-nés est devenu la règle générale, tandis que le baptême des adultes par suite de conversion est devenu l'exception.

Il n'est jamais entré dans les principes, ni de la religion juive, ni de la religion catholique, de faire de la circoncision et de l'administration du baptême des épreuves violentes qui dussent exposer à faire périr les nouveau-nés faibles et chétifs, et à laisser survivre les enfants forts et robustes. La religion hébraïque en offre la preuve dans le délai prescrit pour la circoncision[2]. Cet acte, à la fois civil et religieux, ne devait être pratiqué qu'après le huitième jour, lorsque la vie de l'enfant était bien établie ; il était différé s'il y avait apparence de mauvaise santé[3]. De leur

---

[1] Jean, III, 5.

[2] *Johannis Buxtorfi patris synagoga judaïca*, 3ᵉ édition, à *Buxtorfio filio*, 1661, p. 106, cap. 4.

[3] Le délai ordinaire était du huitième au douzième jour. On pourrait objecter qu'il est nécessaire que l'enfant ait acquis assez de force pour résister aux dangers d'une opération sanglante telle que la circoncision, et même à l'épreuve du baptême par immersion, tel qu'il fut en usage pendant les premiers siècles de l'Église ; mais *qu'il n'en est pas ainsi du baptême comme on l'administre de nos jours, et que l'enfant peut être transporté à l'église beaucoup plus tôt sans le moindre inconvénient.* C'est une erreur que viennent détruire la connaissance exacte des conditions physiologiques de l'enfant naissant, son état pré-

côté les Pères de l'Église catholique ont admis dans l'administration du baptême les modifications qui devaient rendre la cérémonie moins préjudiciable à la santé du jeune enfant : la simple
ablution fut substituée à l'immersion, et d'autres mesures hygié-
niques furent successivement mises en usage dès que la nécessité
de leur application en était démontrée.

Si l'on consulte les anciens rits[1], on se pénètre encore plus
de l'idée que l'on n'a jamais fait aux familles une obligation
rigoureuse de l'administration du baptême à l'église dès les premiers jours de la vie. Il y eut un temps où, hors les cas de dangers de mort, pour lesquels on baptisait tous les jours, on n'administrait guère le baptême qu'à certaines grandes solennités
religieuses, telles que Noël, l'Épiphanie, Pâques, la Pentecôte,
la Saint-Jean-Baptiste. Mais alors s'il s'agissait de baptême par
conversion et par conséquent de baptêmes d'adultes, les docu-
ments viennent prouver que postérieurement à cette époque,
lorsque la nécessité de l'administration du sacrement dès la première enfance était bien reconnue, on fut encore dans l'usage de
renvoyer aux jours de Pâques et de la Pentecôte, le baptême des
enfants qui naissaient à l'approche de ces fêtes. Ainsi saint Charles
(quatrième concile provincial de Milan, deuxième partie, titre
de IIS QUÆ AD BAPTISMUM PERTINENT) avait ordonné que « *les en-*
» *fants qui naîtraient* dans les paroisses de Milan à l'approche
» des semaines de Pâques et de la Pentecôte (s'ils n'étaient pas en
» danger), seraient baptisés les samedis de ces deux semaines
» dans l'église cathédrale, après la bénédiction des fonts, sui-
» vant l'ancienne coutume de l'Église, qu'il est très-louable
» d'observer quand on le peut. » Et on lit dans le DIURNALE
VERSALIENSE (*festo in ascensione Domini, feria sexta post oc-*
tavum) : « Ex utroque concilio coloniensi sub Hermano et Adol-
» pho, et regulis sacramentalibus sancti Caroli Borromæi (évê-

caire, la nécessité des soins particuliers dont il a besoin d'être entouré pendant les
huit premiers jours de la vie, les relevés de statistique, etc. Le transport à l'église
avant ce laps de temps expose à des dangers qu'il est facile d'éviter, en respectant
l'époque fixée pour la cérémonie du baptême par les premiers législateurs chrétiens.

[1] *Saint Léon*, lettre IV, aux évêques de Sicile, chap. 6. — *Pape Gélase*,
lettre IX, aux évêques de Lucanie. — *Père Martène*, Anciens rits de l'Église,
t. I, liv. I, chap. 1, art. 1. — Capitulaire 178 du livre VI des capitulaires.

— 10 —

» que de Milan). ut orationes et ceremoniæ solemnes, quæ
» tempore Paschali et Pentecostes baptismo adhibentur, habeant
» res eis respondentes, statuimus, ut pastores et concionatores,
» adhortentur populum, ut parvulos natos instante festo Pas-
» chæ, servent baptizandos in vigiliam Paschæ, et natos festo
» Pentecostes instante, ad festum Pentecostes, usque servent,
» si tamen nullum immineat vitæ periculum [1] .... »

Les motifs principaux, pour lesquels l'Église a fait de l'administration de ce sacrement dès la première enfance une obligation
rigoureuse, peuvent se rapporter aux suivants :

1° La nécessité dans laquelle se trouvent les nouveau-nés de
satisfaire à un dogme de la religion catholique.

2° La parité qui existe entre le baptême et la circoncision, qui
était pratiquée dès la première enfance ;

3° La nécessité imposée aux familles d'élever leurs enfants dans
les principes de la religion catholique ;

4° C'est un moyen de développer et d'entretenir le sentiment
religieux ;

5° Si l'administration du baptême dès la première enfance n'a
point eu à son origine d'autre but que les besoins spirituels, elle
est devenue promptement, avant de servir de base à l'état civil,
l'élément principal de l'état religieux des catholiques.

*Tout vient prouver qu'il n'est jamais entré dans l'esprit du
christianisme de faire une obligation rigoureuse de la présentation du nouveau-né à l'église paroissiale pour le baptême
dans les trois premiers jours qui suivent la naissance.*

La tradition enseigne qu'il y a analogie complète sous ce rapport, entre le baptême et la circoncision et que le baptême, de
même que la circoncision n'ont guère eu lieu avant le huitième
jour après la naissance ; mais elle enseigne aussi que le baptême
diffère de la circoncision, en ce qu'il constitue, outre l'initia-
tion, un sacrement indispensable pour être admis à la jouis-
sance de la vie éternelle. Comme l'Église a admis en principe que

[1] Depuis longtemps on n'est plus dans l'habitude de réserver les baptêmes pour
ajouter à la solennité de certaines grandes fêtes ; cependant les bréviaires les plus
récents font mention, peut-être à titre de simples renseignements historiques,
des actes des conciles anciens relatifs à cet usage.

les enfants, qui meurent sans avoir été baptisés, doivent être privés de ce bonheur, il est naturel que l'on ait cherché les moyens de mettre les nouveau-nés à l'abri des cas de mort, qui peuvent avoir lieu avant l'administration du baptême.

Dès les temps les plus anciens, il arrivait souvent que des enfants étaient présentés au baptême, avant qu'ils eussent atteint leur huitième jour d'âge. Or les pères de l'Église, s'en rapportant à la tradition, étaient incertains de savoir s'ils pouvaient administrer le baptême avant le huitième jour, et ils vinrent plus d'une fois soumettre cette question aux conciles. Parmi les actes des conciles à ce sujet on peut citer le suivant : Fidus vint poser devant le concile, qui eut lieu à Carthage, sous saint Cyprien, l'an 253 après Jésus-Christ, la question de savoir, si l'on devait seulement admettre au sacrement du baptême les enfants âgés de plus de huit jours, (*an scilicet, infantes baptizari tantum possent, post octavum a nativitate diem*). Saint Cyprien se contenta de répondre à Fidus, au nom du concile, que le nouveau-né pouvait être admis au baptême avant le huitième jour (*respondilur : recens natus baptizari potest ante octavum diem.*) Le concile était loin de faire aux familles l'obligation rigoureuse du baptême avant les huit premiers jours ; il déclara seulement qu'il n'était pas nécessaire que l'enfant eût atteint son huitième jour, pour que le baptême fût valide. Bien que les connaissances médicales n'eussent point permis d'apprécier à sa juste valeur la sage prévision de la loi de Moïse, on peut dire que l'on avait eu à cette époque le pressentiment d'une loi de physiologie démontrée de nos jours. Les décisions des pères les plus recommandables de l'Église, de saint Irénée, de saint Grégoire, de saint Chrysostôme, de saint Ambroise, de saint Augustin, d'Origène, etc., résolvent la question dans le même sens ; ils établissent seulement qu'on ne peut refuser le baptême à aucun âge, *Etiam eadem die, qua nati sunt (si oblati fuerint), baptizentur* [1]. Mais aucun d'eux n'a posé en principe qu'il y eût obligation rigoureuse de présenter les enfants avant le huitième jour. Ils se sont contentés d'exhorter les parents à hâter l'administration du

---

[1] *Ex Gerundensi*, an 517.

sacrement, s'il y avait danger de mort pour l'enfant : *Parentes moneantur, ubi timetur periculum, ne differant baptisma.*

D'un autre côté, si dans le cas de santé ils ont ordonné que le baptême eût lieu sur les fonts baptismaux de l'église paroissiale ; ils ont cru agir suivant les principes de l'Église dans le cas de maladie de l'enfant, en autorisant les prêtres à venir administrer ce sacrement dans les maisons particulières, à l'exemple de l'extrême-onction, et en donnant aux premières personnes venues, aux laïques, par exemple, *in extremis*, le pouvoir d'administrer ce sacrement.

Le concile d'Aix en Provence (l'an 1585) alla bien jusqu'à menacer d'excommunication les pères et mères qui différeraient de faire baptiser leurs enfants, mais il ne crut pas néanmoins devoir fixer un délai de moins de huit jours ; il se conformait en cela aux principes de l'Église. Le concile de Reims, en 1583, engage les pères et mères à ne pas différer trop longtemps d'apporter leurs enfants aux fonts baptismaux ; il ordonne aux prêtres de se hâter d'administrer le baptême, *ne propter moram puer incidat in periculum ;* il les exhorte à instruire les peuples, et principalement les femmes, de la matière et de la forme du sacrement ; mais il n'exige en rien que la présentation ait lieu dans les trois premiers jours de la vie.

Les premières ordonnances qui furent rendues en France relativement à l'état civil, celle de François Ier en 1539, celle de Henri III en 1579, celle de Louis XIV en 1667, n'eurent rapport qu'à la tenue des registres du clergé comme acte d'état civil, et qu'à leur dépôt aux greffes. Elles ne changèrent rien aux principes du culte catholique ; le délai de huit jours pour le baptême fut toujours maintenu. L'ordonnance de Louis XV, en 1736, vint la première porter atteinte aux règles de l'Église respectées par les siècles. Louis XV, par cette ordonnance, enjoignit à tous ses sujets de faire baptiser leurs enfants dans *les vingt-quatre heures* après la naissance. Ce fut la preuve la plus grande qu'on ait eue jusque-là de l'empiétement que le pouvoir temporel venait exercer sur le pouvoir spirituel ; et ce fut une preuve aussi de la nécessité qui se faisait sentir pour le clergé, toujours fidèle à ses traditions, de se démettre de la tenue des registres de l'état civil, attribution temporelle tout à fait en dehors de sa mission évangélique. De 1736 à 1789, les mesures rigoureuses mises en vigueur n'étaient pas dictées par l'esprit du clergé ; elles étaient le résultat des passions politiques qui venaient alors imposer leurs exigences à la tolérance de l'Église. Après la révolution de 1789, lorsqu'il y eut séparation complète entre l'ordre civil et l'ordre religieux, l'influence de la loi civile sur la loi religieuse a pu quelquefois, et dans certaines localités, ôter à l'esprit de l'Église son véritable caractère. Ainsi, dans certains diocèses, elle a donné lieu à des actes ou statuts en désaccord avec les principes qui ont guidé le clergé catholique à toutes les époques de son histoire. Mais la majorité du clergé, fidèle à la foi de ses pères, guidée par le sentiment de la charité et par l'amour de ses semblables, a toujours mis en harmonie les devoirs dictés par la religion avec les obligations imposées par la nature. Et de nos jours, les statuts synodaux de tous les diocèses français prescrivent bien d'administrer le baptême dès la première enfance ; mais fidèles à la tradition, ils n'ont pu ordonner que la présentation fût faite dans les trois premiers jours de la vie. Ils se trouvent en cela tout à fait d'accord avec les principes des premiers pères de l'Église. Le transport aux fonts baptismaux de la paroisse, le jour ou le lendemain de la naissance, se trouve à peine prescrit par les statuts de quelques-uns d'entre eux, qui postérieurement à la publication du Code civil. cherchant à rendre commune au baptême la coutume déjà introduite pour la présentation à l'état civil, n'ont point réfléchi qu'elle avait pour résultat d'augmenter le chiffre de la mortalité du premier âge, et qu'elle était contraire aux idées qui ont servi de base aux institutions des premiers législateurs chrétiens [1].

[1] Lois ecclésiastiques de France, grand in-folio, 1721, p. 417, 418. — Répertoire universel, par Guyot, édit. 1784, t. II, p. 184.

§ 2. — Des modifications introduites dans l'administration du baptême aux différentes époques du christianisme.

La tendre et maternelle sollicitude dont l'Église catholique s'est montrée constamment animée pour la santé et pour la vie même temporelle de ceux dont les âmes surtout lui sont confiées, est mise en évidence par les modifications que l'on a introduites dans l'administration du baptême aux différentes époques du christianisme.

C'est surtout à compter du XIV⁰ siècle que la discipline de l'Église a subi des modifications notables, dont il convient d'apprécier les motifs.

Dès les premiers temps de l'Église, trois manières bien distinctes de conférer le baptême étaient mises en usage, l'immersion, l'aspersion, l'ablution ; elles variaient suivant les circonstances.

L'aspersion, comme plus expéditive, fut employée dans le cas de ces conversions subites et nombreuses telles qu'en firent les apôtres au début de leurs prédications. L'ablution fut réservée pour le baptême des malades et de ceux qu'il était impossible de baptiser autrement. C'est de cette manière sans doute que saint Pierre, retenu dans les prisons de Jérusalem, baptisa son geôlier et toute sa famille.

Mais l'immersion fut pendant longtemps le seul baptême solennel ; elle consistait à plonger trois fois la personne qu'on baptisait dans de l'eau naturelle à la température ordinaire, en disant en même temps ces paroles : *Je te baptise au nom du Père, et du Fils, et du Saint-Esprit.* Elle fut en honneur depuis les apôtres jusqu'à la fin du XIII⁰ siècle. A cette époque, elle avait déjà considérablement perdu de son importance toute mystique. L'antique catéchumène avait disparu avec ses nombreuses épreuves ; on ne présentait plus depuis assez longtemps, au sacrement du baptême, que de tous petits enfants incapables de savoir ce qui se passait autour d'eux et d'en recueillir quelque fruit. Des inconvénients graves, inhérents à l'immersion, avaient quelquefois fait des victimes. Ainsi on lit dans l'*Histoire ecclé-siastique* que, soit par inadvertance, soit par maladresse, il arriva que des enfants, pendant l'immersion, tombèrent au fond du baptistère, et y périrent avant qu'on ait pu les en retirer. L'auteur de la *Vie du pape saint Damase* rapporte que le samedi de la solennité pascale, comme la foule s'approchait avec empressement pour le baptême, un tout petit enfant échappa des mains du prêtre qui le baptisait, et alla au fond du baptistère, d'où il ne put être retiré qu'une heure après, etc. En dehors de ces accidents, l'immersion, telle qu'elle était pratiquée suivant l'antique usage, exposait les enfants faibles et chétifs surtout à d'autres dangers évidents de maladie ou de mort, dans le détail desquels il est inutile d'entrer ici.

Ces motifs ne tardèrent pas à exciter la sollicitude de l'Église. A compter du XIVe siècle, on renonça en général à l'immersion pour l'ablution, et insensiblement on introduisit dans l'administration du baptême des modifications dont il est impossible de méconnaître l'importance.

Les Grecs voulant conserver l'antique coutume du baptême par immersion, et remédier aux inconvénients qui pouvaient en résulter, ont eu recours aux précautions suivantes : L'enfant est placé assis dans un vase ou bassin d'une coudée de profondeur, puis on le baptise avec de l'eau tiède, en faisant la simple ablution. Pour mieux éviter qu'il ne soit submergé et qu'il ne se noie, le prêtre, avec sa main gauche, le tient un peu incliné avant de faire couler sur sa tête et sur son corps les eaux du salut.

Parmi les raisons dogmatiques qu'on a données en faveur du baptême par immersion, on a dit que l'immersion était le baptême qu'avait reçu le Christ, et qu'elle rappelait parfaitement aux néophytes la mort, la sépulture du Christ, et sa résurrection au bout de trois jours ; qu'elle figurait parfaitement le dépouillement, la mort, la sépulture du vieil homme et la résurrection de l'homme nouveau ; que par elle le mystère de la régénération devenait sensible et palpable. Indépendamment de ces raisons dogmatiques, il en est une autre que l'on aurait pu avancer en faveur de l'immersion : c'est que l'immersion, de même que la circoncision, servait à vérifier le sexe, et par cela même, comme

acte civil, elle remplissait tous les avantages de la présentation exi-
gée par les législateurs modernes. Aussi les Grecs, dans ce sens,
ont-ils eu un motif de conserver cette coutume primitive de l'É-
glise, en la modifiant toutefois de manière à mettre à l'abri des
accidents qu'on avait eu occasion d'observer. Mais au point de vue
hygiénique, l'ablution fut avec raison substituée à l'immersion ;
elle n'en présentait aucun des dangers. Si la cérémonie par elle-
même offrait encore quelques inconvénients, ces inconvénients
étaient légers en comparaison des dangers inhérents à l'immersion, et ils étaient susceptibles d'être évités par de simples mesures de précaution. C'est ainsi qu'à Paris et dans les grandes
villes, depuis le commencement du XIX\ :sup:`e` siècle, rien n'est négligé
pour assurer au baptême toute son innocuité. Le clergé fait usage
d'eau tiède en hiver, et il a recours à toutes les mesures d'hygiène les plus rationnelles. Le baptême tel qu'il est administré
n'exerce par lui-même aucune influence fâcheuse sur la mortalité des nouveau-nés, d'autant plus qu'il est bien reconnu qu'un
grand nombre des enfants qu'on présente à ce sacrement ont
dépassé la première semaine, et sont déjà d'un âge qui les rend
moins susceptibles de contracter les affections morbides que l'on
observe surtout dans les premiers jours de l'existence. Les dangers auxquels les nouveau-nés sont exposés dépendent bien
moins de la cérémonie baptismale que de l'exposition prématurée de l'enfant à l'intempérie de l'air extérieur. Aussi est-on
forcé de reconnaître que c'est la loi civile qui, par son mode
actuel d'exécution. a le tort d'établir comme règle générale une
coutume essentiellement nuisible aux nouveau-nés, et dont un
des fâcheux effets est de multiplier plutôt que de diminuer le
nombre des baptêmes pratiqués sans urgence et sans distinction
ni de saisons ni de constitution avant les huit premiers jours de
la vie.

Si, par le baptême, l'Église a l'intention de satisfaire aux besoins spirituels, elle a aussi en vue les besoins temporels; il suffit,
pour s'en convaincre, de jeter un coup d'œil sur le passage suivant, extrait des *Statuts du diocèse de Versailles* (année 1849,
page 137, § CXCI) : « Immédiatement après le baptême, le prêtre
» fera connaître au parrain et à la marraine qu'ils ont contracté,

» tant avec l'enfant baptisé qu'avec son père et sa mère, une
» affinité spirituelle qui forme empêchement dirimant au ma-
» riage. — Il avertit en même temps les parents et les nourrices
» qu'il leur est sévèrement défendu de faire coucher les petits
» enfants avec eux dans le même lit jusqu'à ce qu'*ils aient au*
» *moins deux ans accomplis. Cette défense a pour fin de pré-*
» *venir des accidents graves qui dans ce diocèse constitueraient,*
» *suivant les circonstances, un cas réservé.* » On rencontre dans
beaucoup d'autres statuts diocésains des recommandations faites
à l'occasion du baptême, et qui, comme celle-ci, ont essentiellement rapport aux besoins temporels.

Il est un fait important que l'on ne peut passer sous silence :
c'est que le baptême doit être en général administré dans l'église
même, *cum ecclesiæ locus sit ad hoc destinatus.* Mais s'il est dit :
neque in domibus privatis extra necessitatem, il n'est pas vrai-
semblable que le clergé ait voulu réduire les cas de baptême à
domicile aux cas *in extremis*, aux enfants agonisants, comme il
en est de l'extrême-onction ; il suffit, pour prouver que telle n'a
point été l'intention de l'Église, de rappeler ici l'ordonnance du
prince-évêque de Wursbourg, qui en 1790 avait enjoint aux
prêtres de son évêché de se transporter durant la saison rigoureuse dans les maisons particulières pour l'administration du
baptême. Et, en effet, l'*extra necessitatem* du baptême à domicile ne paraît pas seulement devoir comprendre les cas d'agonie
ou de maladies mortelles, mais encore les périls évidents auxquels on doit nécessairement exposer certains jeunes enfants,
même âgés de plus de huit jours, pendant la violence des hivers
rigoureux. L'on trouve consigné dans mon mémoire sur la pa-
thologie des nouveau-nés, des exemples d'accidents qui furent
le résultat du transport intempestif et prématuré de l'enfant à
l'église.

§ 3. — De l'application à faire des recherches qui précèdent.

Telles sont les considérations que j'avais à soumettre à l'Académie, elles m'ont paru devoir suffire pour établir les propositions suivantes :

1° Il n'est jamais entré dans l'esprit du catholicisme de faire du baptême une épreuve violente.

2° A aucune époque l'Église n'a négligé les moyens d'assurer au baptême toute son innocuité, elle a toujours tenu compte des moindres inconvénients que l'administration de ce sacrement pouvait exercer sur la santé des enfants, et elle s'est toujours empressée de réformer les abus qui pouvaient exister.

3° Le transport à l'église pour l'administration du baptême n'a jamais été exigé avant le huitième jour.

4° S'il existe de nos jours quelques mesures rigoureuses dans l'administration de ce sacrement, elles sont la conséquence du mode actuel d'exécution de la loi civile et cesseraient facilement avec lui.

L'obligation du transport à l'église après les huit premiers jours seulement, nous fournit une preuve évidente de la haute sagacité des premiers législateurs chrétiens. Et il est d'autant plus nécessaire que l'importance de cette coutume n'échappe pas à la sage prévoyance de l'Église moderne, qu'elle doit avoir pour heureux effets : 1° de prémunir contre les conséquences désastreuses de l'envoi prématuré en nourrice, conséquences dont la réalité est généralement reconnue ; 2° de prévenir les suites malheureuses de la fête du baptême au domicile des accouchées, à l'époque la plus critique des couches, dans la chambre même de la malade chez les indigents, et à la suite de laquelle on a fréquemment à déplorer des accidents mortels, par suite des imprudences de la mère. « *Trop souvent à la fin de ce jour de fête*, dit le professeur Velpeau, dont l'opinion doit être d'une grande autorité, *elle* (la femme) *se trouve prise de symptômes assez graves pour la conduire aux portes de la mort* [1]. »

---

[1] Traité élémentaire de l'art des accouchements.

L'Église moderne, par des améliorations successives, a eu
la sagesse de remédier aux différentes pratiques, qui dans la cérémonie primitivement mise en usage pouvait avoir quelque influence fâcheuse. Toujours attentive aux progrès de la science,
pourquoi au XIXe siècle méconnaîtrait-elle l'esprit véritable du
christianisme? elle ne peut se refuser de bien préciser dans ses
statuts les dispositions ci-jointes :

1° *Dans les cas ordinaires le baptême doit toujours avoir lieu
à l'Église sur les fonts baptismaux; mais il n'est obligatoire
qu'après les huit premiers jours de la vie.*

2° *Le baptême à domicile ou l'ondoiement, sont prescrits
d'urgence dans les cas de naissance avant terme, dans les cas
de maladies constatées ou évidentes, mettant par elles-mêmes en
danger les jours du nouveau-né, dont la mort peut alors être
très-facilement précipitée par l'exposition prématurée à l'intempérie de l'air extérieur, dans les cas de froids trop rigoureux.*

Le baptême à l'église, après les huit premiers jours, constitue
l'obligation la plus rationnelle qu'on puisse imposer aux familles. Cet usage satisfait au but religieux, il est autorisé par les
lois de l'Église, et il peut exercer une heureuse influence sur la
mortalité du premier âge de la vie. Il est d'autant plus naturel
de régulariser cette coutume, qu'il est prouvé par la simple in-
spection des registres de baptême, de quelque paroisse que ce
soit, que de nos jours bon nombre d'enfants ne sont présentés à
ce sacrement qu'après la première semaine de l'existence.

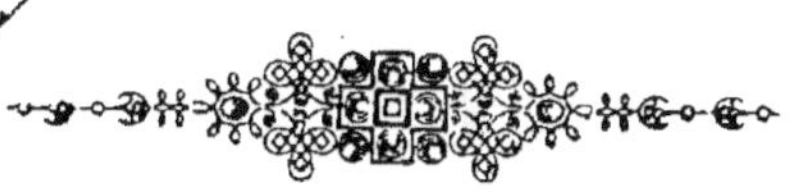